《中医非物质文化遗产临床经典读本》
第一辑

医学读书记

（第二版）

清·尤 怡◎著
艾青华◎校注

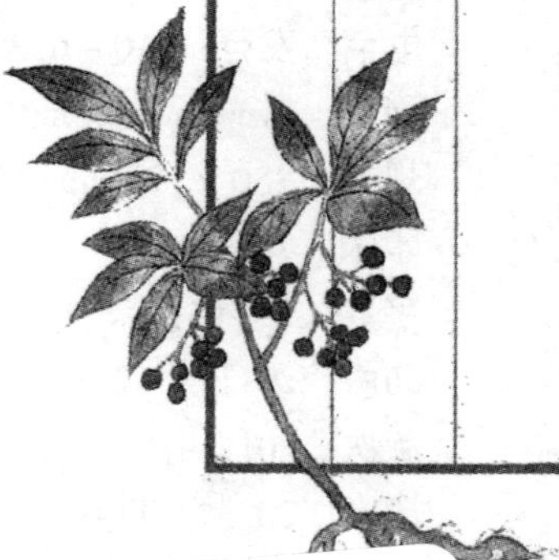

中国健康传媒集团
中国医药科技出版社

图书在版编目（CIP）数据

医学读书记 /（清）尤怡著；艾青华校注 . —2 版 . — 北京：中国医药科技出版社，2019.7

（中医非物质文化遗产临床经典读本）

ISBN 978-7-5214-1014-3

Ⅰ . ①医… Ⅱ . ①尤… ②艾… Ⅲ . ①医论—中国—清代 Ⅳ . ① R2-53

中国版本图书馆 CIP 数据核字（2019）第 044329 号

美术编辑 陈君杞

版式设计 也 在

出版 **中国健康传媒集团** | 中国医药科技出版社

地址 北京市海淀区文慧园北路甲 22 号

邮编 100082

电话 发行：010 - 62227427 邮购：010 - 62236938

网址 www.cmstp.com

规格 880 × 1230mm $^{1}/_{32}$

印张 2 $^{5}/_{8}$

字数 53 千字

初版 2011 年 12 月第 1 版

版次 2019 年 7 月第 2 版

印次 2023 年 11月第 2 次印刷

印刷 三河市百盛印装有限公司

经销 全国各地新华书店

书号 ISBN 978-7-5214-1014-3

定价 12.00 元

获取新书信息、投稿、为图书纠错，请扫码联系我们。

内容提要

《医学读书记》为清代医家尤怡研读医书和临证之余的心得笔记。全书凡上、中、下三卷，续记一卷，共计 86 篇，每篇一论，篇幅无多，但论述精辟，末附静香楼医案三十一条。卷上论及《内经》理论和部分医籍校勘正误析疑；卷中是对仲景伤寒理论的发微探妙；卷下是对一些医家的述评；续记为杂录，理、法、方、药，均有所涉及；附录的医案都比较简略，以分析病机见长。

本书主要以病证名和方名为论题，侧重于经典与临床证治的结合，是继《金匮要略心典》之后，尤氏的又一本吸英吐华之作，既启发后学，又精简实用，适合于广大中医工作者和爱好者参阅。

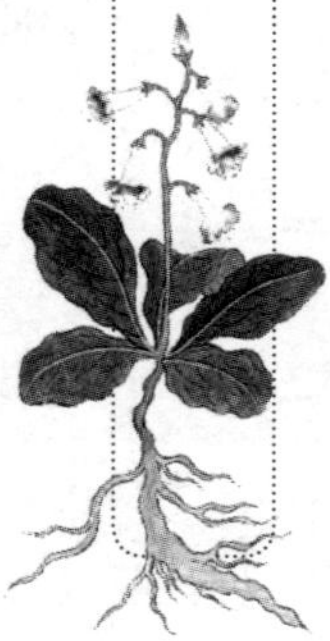

《中医非物质文化遗产临床经典读本》

编 委 会

出版者的话

中国从有文献可考的夏、商、周三代，就进入了文明的时代。中国人认为自己是炎黄的子孙，若以此推算，中国的文明史可以追溯到五千年前。中华民族崇尚自然，形成了“天人合一”的信仰，中医学就是在这种信仰的基础上产生的一种传统医学。

中医的起源可以追溯到炎帝、黄帝时期，根据考古、文献记载和传说，炎帝神农氏发明了用药物治病，黄帝轩辕氏创造脏腑经脉知识，炎帝和黄帝不仅是中华民族的始祖，也是中医的缔造者。

大约在公元前1600年，商代的伊尹发明了用“汤液”治病，即根据不同的证候把药物组合在一起治疗疾病，后世称这种“汤液”为“方剂”，这种治病方法一直延续到现在。由此可见，中华民族早在3700多年前就发明了把各种药物组合为“方剂”治疗疾病，实在令人惊叹！商代的彭祖用养生的方法防治疾病，中国人重视养生的传统至今深入民心。根据西汉司马迁《史记》的记载，春秋战国时期的秦越人扁鹊善于诊脉和针灸，西汉仓公淳于意善于辨证施治。这些世代传承积累的医药知识，到了西汉时期已蔚为大观。汉文帝下诏命刘向等一批学者整理全国的图书，整理后的图书分为六大类，即六艺、诸子、诗赋、兵书、术数、方技，方技即医学。刘向等校书，前后历时27年，是对中国历史文献最为壮观的结集、整理、研究，真正起到了上对古人、下对子孙后代的承前启后的作用。后之学者，欲考中国学术的源流，可以此为纲鉴。

这些记载各种医学知识的医籍，传之后世，被遵为经典。医经中的《黄帝内经》，记述了生命、疾病、诊疗、药物、针灸、养生的原理，是中医学理论体系形成的标志。这部著作流传了2000多年，到现在，仍被视为学习中医的必读之书，且早在公元7世纪，就传播到了周边一些国家和地区，近代以来，更是被翻译成多种语言，在世界许多国家广泛传播。

经方医籍中记载了大量以方治病和药物的知识，其中有《汤液经法》一书，相传是伊尹所作。东汉时期，人们把用药的知识编纂为一部著作，称《神农本草经》，其中记载了365种药物的药性、产地、采收、加工和主治等，是现代中药学的起源。中国历代政府重视对药物进行整理规范，著名的如唐代的《新修本草》、宋代的《证类本草》，到了明代，著名医学家李时珍历经30余年研究，编撰了《本草纲目》一书，在世界各国产生了广泛影响。

东汉时期的张仲景，对医经、经方进行总结，创造了“六经辨证”的理论方法，编撰了《伤寒杂病论》，成为中医临床学的奠基人，至今仍是指导中医临床的重要文献。这部著作早在公元700年左右就传到日本等国家和地区，一直受到重视。

西晋时期，皇甫谧将《素问》《针经》和《黄帝明堂经》进行整理，编纂了《针灸甲乙经》，系统地记录了针灸的理论与实践，成为学习针灸的经典必读之书，一直传承到现在。这部著作也被翻译成多种语言，在世界各地广泛传播。

中医学在数千年的发展历程中，创造积累了丰富的医学理论与实践经验，仅就文献而言，保存下来的中医古籍就有1万余种。中医学独特的思想与实践，在人类社会关注健康、重视保护文化多样性和非物质文化遗产的背景下，显现出更加旺盛的生命力。

中医药学与中华民族所有的知识一样，是“究天人之际”的学问，所以，中国的学者们信守着“究天人之际，通古今之变，成一家之言”的至理。《素问·著至教论篇》记载黄帝与雷公讨论医道说：“而道，上知天文，下知地理，中知人事，可以长久。以教众庶，亦不疑殆。医道论篇，可传后世，可以为宝。”这段话道出了中医学的本质。中医是医道，医道是文化、是智慧，《黄帝内经》中记载的都是医道。医道是究天人之际的学问，天不变，道亦不变，故可以长久，可以传之后世，可以为万世之宝。

医道可以长久，在医道指导下的医疗实践，也可以长久。故《黄帝内经》中的诊法、刺法可以用，《伤寒论》《金匮要略》《备急千金要方》《外台秘要》的医方今天亦可以用，《神农本草经》《证类本草》《本草纲目》的药今天仍可以用。

或许要问，时间太久了，没有发展吗？不需要创新吗？其实，求新是中华民族一贯的追求。如《礼记·大学》说：“苟日新，日日新，又日新。”清人钱大昕有一部书叫《十驾斋养新录》，他以咏芭蕉的诗句解释“养新”之义说：“芭蕉心尽展新枝，新卷新心暗已随，愿学新心养新德，长随新叶起新知。”原来新知是“养”出来的。

中华民族“和实生物，同则不继”的思想智慧，与当今国际社会提出的保护和促进文化多样性、保护人类的非物质文化遗产的需求相呼应。世界卫生组织2000年发布的《传统医学研究和评价方法指导总则》中，将“传统医学”定义为“在维护健康以及预防、诊断、改善或治疗身心疾病方面使用的各种以不同文化所特有的理论、信仰和经验为基础的知识、技能和实践的总和”，点明了文化是传统医学的根基。习近平总书记深刻指出:“中医药学是中国古代科学的瑰宝,也是打开中华文明宝库的钥匙。”这套丛书的整理出版,也是为了打磨好中医药学这把钥匙,以期打开中华文明这个宝库。

希望这套书的再版,能够带您回归经典,重温中医智慧,获得启示,增添助力!

中国医药科技出版社

2019年6月

校注说明

尤怡（？～公元1749年），字在泾，号拙吾，别号饲鹤山人，清长洲（今江苏吴县）人，少时家道中落，但敏而好学，有志岐黄，为清代内科名医马俶的得意门生。尤氏沉酣医籍，对《伤寒论》《金匮要略》研究颇深，堪成一家之言；在内科杂病证治上也有较高造诣，为人治病，多见奇效。尤氏天性沉静恬淡，工诗词（其诗集名《北田诗稿》），不求闻达。稍暇即读书灌花，饲鹤观鱼，著书自娱。现流传下来所著医书有《伤寒贯珠集》八卷，《金匮要略心典》八卷，《医学读书记》三卷、续记一卷，《金匮翼》八卷及《静香楼医案》两卷。

《医学读书记》成书于清·乾隆四年（公元1739年），当年即付梓刊行，初刻本为程氏校刻本，深受业医者所推崇，唐大烈在《吴医汇讲·自序》中称："《印记草》识元仪（即马俶）临证之慎重，《读书记》知在泾学业之深沉。"尤怡同乡鲍晟在清·光绪十四年（公元1888年）重新校勘刻印是书，流传更为广泛，据《中国中医古籍总目》记载，该书流传至今共有16个版本，影响深远。此次出版以中国中医科学院图书馆藏清嘉庆19年（公元1814年）松风阁刻本为底本，以朱氏槐庐刻本、成都昌福公司本、《中国医学大成》本精校而成。底本、校本均保存完好，字迹工整。

校勘体例说明：

1. 凡底本不误而校本有误者，不改不注。校本虽有异文但无碍文义者，不出校记。

2. 本书采用横排，简体，现代标点。版式变更造成的文字含义变化（如“右、左”改作“上、下”），径改，不出注。

3. 凡底本中有不规范字的药名，一律径改为规范字，如“只壳”改作“枳壳”、“石羔”改作“石膏”等，不出校记。

4. 底本中医名词术语用字与今通行不同者，一般改用通行之名（如“藏府”改作“脏腑”、“虚寔”改作“虚实”等）。但仍保留了特定含义的专有术语，不依上例作统一改动（如“藏象”不改作“脏象”）。

5. 凡底本中的通假字、异体字、俗字，均径改作正体字（如“【饣人】鹤山人”作“饲鹤山人”、“於”作“于”等。）若原文为冷僻字而未经规范简化者，则保留原文不予校改。

6. 底本目录有些篇目顺序有误，现目录按正文标题顺序厘定以便于读者阅读。

7. 文中引用大量《内经》《伤寒论》《金匮要略》等书原文根据己意做了细微删改，凡不影响文义者均未做考订。

校注者

2011 年 8 月

序

文中子云：医者，意也；药者，瀹也。谓先通其意，而后用药物以疏瀹之也。善哉言乎！医理在是矣，而意之通实难。泥一成之见，而欲强人之病以就吾说，其患在固执；好作聪明，而不穷究乎古人之成书，是犹兵家之废阵图，法吏之废律令也，其患在不学。由前之说，在不能用意；由后之说，在误于用意。夫然以不学之人，与不通不识，而又炽以忮同列，竞名利之心，以此用药，其不致抱薪而救火，持水而投石者几何哉！语云：学书纸费，学医人费，盖为此也。尤君在泾，读书好古士也，而肆其力于医，于轩岐以下诸书，靡昕夕寒暑，穿穴几遍，而以己意条贯之。其间凡有所得，笔之于书，日月既多，卷帙略定。辨五行之生克，察四气之温严，审人事之阴阳虚实，与夫药性之君臣佐使。凡成书之沿误者，厘而正之；古人纷纭聚讼者，折而衷之。夫惟多读古人之书，斯能善用古人之书，不误于用意，亦不泥于用意，于长沙氏之旨，庶几得之，可谓通其意矣。抑吾观太史公之传扁鹊也，云长桑君以禁方尽与之，忽然不见，后遂能生死人，其说近于鬼物，其人不可再得；而其传淳于意也，谓得禁方于公乘阳庆，传黄帝扁鹊脉书五色诊病，是多读书而通于意者。扁鹊吾不得而见之矣，得见如淳于意者斯可矣。尤君之学不知于古人何如，然多读书而通以意，是闻古人之风而兴起者，由此书以治病，当不贻讥于人费也夫！

乾隆四年己未春三月松陵徐大椿灵胎叙

校刻《医学读书记》序[1]

昔陶元亮自言，好读书，不求甚解，每有会意，便忻然忘食。昌黎《进学解》则云：记事者必提其要，积诚生悟。古今人不相远也，即医学亦何独不然。吾郡尤在泾先生，读书好古君子也，键户潜修，不慕荣利，沉酣典籍，更邃于医。其所著《伤寒贯珠集》《金匮心典》《金匮翼》诸书，皆能阐灵兰之秘，接长沙之源；吸英吐华，锻年炼月，出其余蕴，成《读书记》，简而精，微而显，引而伸之，触类而长之，其足以嘉惠后学者，法乳所溉，瓣香到今。夫稚川之论名医，胚胎良史，贞白之撰《别录》，辅翼《本经》。方之古人，殆不多让，无惑乎烬余之简，历久弥新，径寸之函，先睹为快。吾友谢君桂生，多学而精医理，尤氏诸书，尤其服膺而深有得者，慨是书锓版无存，借录易舛，详加校正，付剞劂氏，俾稽古之士，读是记而并读先生全书，读全书而更能融贯古人之书，诚快事也。至先生文学德望，则诸书序文及家传具存，传中曾述先生句云：病来希逸春无分，老至渊明酒已捐，椰瓢松尘，挥洒自如，盖有出尘之胸襟，乃有济世之神术，彼挟名利之见者，讵可同日而语耶！抑闻之抱朴子读《道德》五千言，谓当一字一拜。吾尤愿读是记者，字字深思，时时玩索，忻忻然

① 无校刻序，今据朱氏刻槐庐丛书本补。

意有所会，陶陶然乐自无涯。秋水空明，则养生之妙谛也；春风和蔼，则活人之真诠也。嘻！微先生吾谁与归？

光绪十四年冬月后学鲍晟谨识

目录

卷上

① 六元正纪：原作"六元正气"，今据正文改。
② 结阳　结阴：原作"结阴结阳"，今据正文改。

卷中

① 原目录自“肺消”至“煎厥”排序有误，今据正文改。

卷下

续记

① 柯：原作“轲”，今据成都昌福本改。
② 汤：原本无，今据正文改。

卷 上

阳气阴气

阳气者，精则养神，柔则养筋。盖阳之精如日，光明洞达，故养神；阳之柔如春景和畅，故养筋。

日月之行，不违其道；枢机之运，不离其位；阳气之动，不失其所。故曰：欲如运枢，起居如惊，神气乃浮。又曰：阳气者，若天与日，失其所则折寿而不彰。

阳气，天气也；阴气，地气也。天气不治，则地气上干矣。故曰：阳气者闭塞，地气者冒明。云雾出于地，而雨露降于天。地气不治，则天气不化矣。故曰：云雾不精，则上应白露不下。盖天地阴阳，本出一气，阳失则阴不能独成，阴失则阳不能独化，自然之道也。人与天地参，故肺气象天，病则多及二阴；大小肠象地，病则多及上窍。仲景以大黄甘草汤，治食已即吐。丹溪用吐法，治小便不通。岂非有见于此欤？

四气

春气，少阳初升之气，阳方升而被抑，生气不达，则脏气内败，犹木郁则腐也。故曰：逆春气，则少阳不生，肝气内变。

夏为盛长之气，心为太阳之脏。夏气不长，则心气不充，不充则内空若洞也。故曰：逆夏气，则太阳不长，心气内洞。

秋气应收而反泄，秋真气不敛，燥反乘之，则清肃之化，转为郁燠之化也。故曰逆秋气，则太阴不收，肺气焦满。焦满，犹烦满也。

冬气应藏而不藏，则少阴之经气不归，而肾中之脏气独沉。左氏所谓乱气张脉，外强中干是也。故曰逆冬气，则少阴不藏，肾气独沉。

气相得则和　不相得则病

主气[①]，应节候而分布，岁以为常者也；客气[②]，随司天而递迁，六期而复始者也。而主客加临[③]，有相得、不相得之异。如子、午年，初之气，主厥阴风木，客太阳寒水。二之气，主少阴君火，客厥阴风木：以水加木，以木加火，母来生子，为相得也。三之气，主少阳相火，客少阴君火；四之气，主太阴湿土，客太阴湿土。以火遇火，以土遇土，主客同气，为相得也；五之气，主阳明燥金，客少阳相火：以火加金，金畏火制，为不相得也。六之气，主太阳寒水，客阳明燥金：以金加水，金

① 主气：运气学说术语。即一年六个时段（即初、二、三、四、五、六之气）的正常气候变化规律。

② 客气：运气学说术语。即一年六个时段异常气候变化规律。由于其随年支的不同而变化，犹如客之往来，故称客气。

③ 主客加临：运气学说术语。即将每年轮值的客气加临在固定的主气六步之上综合分析气候变化的一种方法。

能生水，亦相得也。相得则和，不相得则病矣。其有相得而亦病者，如水临金、金临土、土临火之属，以子临母，以下临上，所谓不当位也，故亦病也。然须合岁运强弱而论之。如甲子年、岁土太过，三之气为少阴君火，以火加土，则土益旺而无制，是虽相得而不相和也。庚子年，岁金太过，五之气少阳相火，以火加金，金有制而反和，是虽不相得，而不为病也。又如水临金、火临木之属，设遇金、木不及之运，则金得水而清，木得火而明，虽不当位，亦不病也。水临土、木临火之属，设遇木、火太过之运，则土得火而坚，火得木而燔，虽当位，亦病也。更有进者，太过之土，木不能制者，金反得而泄之；不及之木，水不能滋者，火反得而养之；此天地生成之妙也。欲明运气之理者，其可以浅求之耶？

天符[①]岁会[②]

应天为天符，承岁为岁直，三合为治。天，谓司天；岁，谓岁支；曰应、曰承，谓岁运也。司天行天之气，岁支行地之气，岁运行气交之化，三者其气不必皆同，而亦有时而同者。如戊寅、戊申岁，戊为火运，寅、申又为相火，是以岁运而同司天之气，谓之天符。符者，同也，同于天也。如甲辰，甲戌岁，甲为土运，辰、戌又为土，是以岁运而同岁支之气，谓之岁

① 天符：运气学说术语。指该年岁运的五行属性与司天之气的五行属性相同。

② 岁会：运气学说术语。指该年岁运的五行属性与年支的五行方位属性相同。

直。直者，值也，值其岁也。又曰岁会，会者，合也，合于岁也。若己丑、己未岁，岁运之土，既同天气，又同岁支，谓之太乙天符，即经所谓三气并合为治也。夫气同者，其化同；其气异者，其化异。化同则有相助为虐之害，化异则有互相克贼之忧。然以不及之运，而得司天岁支之助，则不及之气转为平气，而气反治；若岁运太过，其气已盛，而复得司天、岁支之合，三气并治，其亢而害物，有不可言喻者矣。故曰：中执法者，其病速而危；中行令者，其病徐而持；中贵人者，其病暴而死。

六元正纪

《素问·六元正纪大论》分列六十年运气、病治之纪，统论六气司天在泉之政，可谓详且尽矣。然而验之于事，合之于时，往往不能相符。且也一年之间，九州之内，有东南旱干而西北淫雨者，有西北焦槁而东南大水者，则九州分野，上应九宫，为地气之不齐也。且有宋元丰四年，岁在辛酉，涸流之纪，而河决大水，则气化胜复之异，胡源所谓岁水不及，侮而乘之者土也。土不务德，故以湿胜，寒时则有泉涌河衍涸流生鱼，其变为骤注，为霖溃，名为少羽，而实与太宫之岁同者是也。是故五运六气之理，不可不知也，亦不易知也。而况古今度数之有差等，天人感召之有休咎。执而泥之，刻舟而求剑者也；废而弃之，亡筌而求者也。非沉潜之士，而具圆机之智者，乌足以语此！

《灵》《素》不同

《六节藏象论》云：心为阳中之太阳，肺为阳中之太阴，肾为阴中之少阴，肝为阳中之少阳。而《灵枢·九针十二原》云：阳中之少阴肺也，阳中之太阳心也，阴中之少阳肝也，阴中之太阴肾也。按《素》以肝为阳者，言其时；《灵》以肝为阴者，言其脏也。《素》以肺为太阴，肾为少阴者，举其经之名；《灵》以肺为少阴，肾为太阴者，以肺为阴脏而居阳位，肾为阴脏而居阴位也。二经之不同如此。

经脉十二，络脉十五，凡二十七气以上下。所出为井，所溜为荥，所注为腧，所过为原，所行为经，所入为合。故《本输》云：膀胱出于至阴，为井；溜于通谷，为荥；注于束骨，为腧；过于京骨，为原；行于昆仑，为经；入于委中，为合。胆出于窍阴，为井；溜于侠溪，为荥；注于临泣，为腧；过于丘墟，为原；行于阳辅，为经；入于阳之陵泉，为合。胃出于厉兑，为井；溜于内庭，为荥；注于陷谷，为腧；过于冲阳，为原；行于解溪，为经；入于下陵为合。而《根结》篇云：足太阳根起于至阴，溜于京骨，注于昆仑，入于天柱、飞扬。足少阳根起于窍阴，溜于丘墟，注于阳辅，入于天容。足阳明根起于厉兑，溜于冲阳，注于下陵，入于人迎、丰隆。是以井、荥、腧、原、经、合之处，即一经所言，而亦有不同如此。

《素问》传写之误

苍天之气，清净则志意治，顺之则阳气固，虽有贼邪，弗能害也。故圣人传精神，服天气而通神明。按“传”，当作“专”，言精神专一，则清净弗扰，犹苍天之气也。老子所谓专气致柔；太史公所谓精神专一，动合无形，瞻足万物；班氏所谓专精神以辅天年者是也。若作“传”，与义难通。《王注》精神可传，惟圣人得道者乃能尔。予未知精神如何而传也？

因于寒、因于暑二节，丹溪重定章句，为是。

脉乍疏乍数者死，谓气乱而失常也。又少阳脉至，乍数、乍疏、乍短、乍长。夫少阳气即未齐，其脉大小不同已耳！何至失其常度耳？按《扁鹊阴阳法》云：少阳之至，乍小、乍大、乍长、乍短。夫岂好异而云然哉！

春脉太过，则令人善忘，忽忽眩冒而颠疾。王氏谓“忘”当作“怒”，是。

解脉令人腰痛，痛而引肩，目𥆨𥆨然，时遗溲。又云：解脉令人腰痛如引带，当如折腰状，善怒。详本篇备举诸经腰痛，乃独遗带脉，而重出解脉。按带脉起于少腹之侧，季胁之下，环身一周，如束带然。则此所谓腰痛如引带，常如折腰状者，自是带脉为病。云解脉者，传写之误也。

血温身热者死。按：“温”当作“溢”。夫血寒则凝而不流，热则沸而不宁，温则血之常也。身虽热，何遽至死，惟血既流溢，复见身热，则阳过亢而阴受逼，有不尽不已之势，故死。今人失血之后，转增身热、咳嗽者，往往致死，概可见矣。

立而暑解，治其骸关。“暑解”当是“骨解”，言骨散堕如解也。“骨”与“暑”相似，传写之误也。

诊法常以平旦，阴气未动，阳气未散，饮食未进，经脉未盛，络脉调匀，气血未乱，故乃可诊有过之脉。按《营卫生会》篇云：平旦阴尽，而阳受气矣。夫阴方尽，何云未动？阳气方受，何云未散？疑是“阳气未动，阴气未散”。“动”谓盛之著，“散”谓衰之极也。

《甲乙》之误

《素问》曰：阴气盛于上则下虚，下虚则腹胀满。又曰：阳气盛于上，则下气重上而邪气逆，逆则阳气乱，阳气乱则不知人。此二段乃岐伯分答黄帝问厥，或令人腹满，或令人昏不知人二语之辞。所谓阴气者，下气也。下气而盛于上，则下反无气矣；无气则不化，故腹胀满也。所谓下气者，即阴气也。阳气上盛，则阴气上奔，阴从阳之义也。邪气亦即阴气，以其失正而上奔，即为邪气。邪气亦即阴气，以其失正而上奔，即为邪气。邪气既逆，阳气乃乱。气治则明，乱则昏，故不知人也。《甲乙经》削“阳气盛于上”五字，而增“腹满”二字于“下虚则腹胀满”之下，“则下气重上”之上。林氏云：当从《甲乙》，谓未有阴气盛于上，而又阳气盛于上者。二公并未体认分答语辞，故其言如此，殆所谓习而弗察者耶！

心脉搏坚而长，当病舌卷不能言；其软而散者，当消环自已。按“搏坚而长”者，太过之脉。心象火，而脉萦舌；心火有余，故病舌卷不能言也。“软而散”者，不足之脉。心者生之本，神之处；心不足则精神为消，如卑惵[①]、遗亡、恐惧之类是也。“环自已”者，言经气以次相传，如环一周，复至其本位，而气自复，病自已也。《诊要经终论》云：刺中心者，环死。义与此同。“环自已”者，经尽气复则生；“环死”者，经尽气绝则死也。《甲乙经》“环”作“濁”，非。

推而外之，内而不外，有心腹积也；推而内之，外而不内，身有热也；下而不上，头项痛也；按之至骨，脉气少者，腰脊痛而身有痹也。《甲乙经》“上而不下”作“下而不上”，“下而不上”作“上而不下”，非。盖“上而不下”者，上盛而下虚，下虚则下无气，故腰足冷；“下而不上”者，有降而无升，不升则上不荣，故头项痛也。经文前二段是有余之病，故受病处脉自著；后二段是不足之病，故当病之处脉反衰。按之至骨而脉气少，为腰脊痛而身有痹者，亦不足之诊也。经文虚实互举，深切诊要，自当从古。

《王注》之误

《素问》曰：味过于苦，脾气不濡，胃气乃厚；味过于辛，经脉沮弛，精神乃央。注云：苦性坚燥，又养脾胃，故脾气不濡，胃气强厚；辛性润泽，散养于筋，故令筋缓脉润，精神长久。按经云：阴之所生，本在五味；阴之五宫，伤在五味。是以五脏资生于味，而味过反伤五脏。此所谓“脾气不濡，胃气乃厚”者，由脾不能为胃行其津液，而胃亦不能输其精气于脾

① 卑惵：病名，《杂病源流犀烛》描述其症状为：“其症胸中痞塞，不能饮食，如痴如醉，心中常有所歉，爱居暗室，或倚门后，见人即惊避无地”。

也；胃不输，脾不行，则津液独滞于胃，而胃乃厚。“厚”犹滞也，宁强厚之足言哉？“沮”，消沮也。“弛”，懈弛也。由辛散太过，而血气消沮，筋脉懈弛，精气衰及其半也，岂润泽长久之谓哉？以过为正，以伤为益，误矣！误矣！

切脉动静，而视精明。精明者，两目之精光也。注云：明堂左右近目之穴，非是。下文云：精明者，所以视万物、别黑白，审短长。然则非目中之精明而何？

肺脉软而散者，当病灌汗，至今不复散发也。“灌汗”者，汗出淋漓，如以水灌之。谓肺气衰弱，故散而不收也。至秋肺金司令之时，其气自收，其汗自敛，而不复散发也。非寒水灌洗，皮密无汗之谓也。

胃脉沉鼓涩，胃外鼓大，心脉小坚急，皆鬲、偏枯，男子发左，女子发右。不喑、舌转可治，三十日起；其从者喑，三岁死。《王注》云：“从”谓男子发左，女子发右也。然则经文何必更出“其从者”三字？按《玉版论要》云：男左为逆，右为从；女子右为逆，左为从。本文盖谓男子发左，女子发右，于法为逆，然不喑、舌转，则受邪轻，故证虽逆，而犹可治；若男子发右，女子发左，于法为从，然喑则受邪重，证虽从，必三岁乃起也，设逆而邪重者，必死不治。从而邪微者，奚待三岁而后起哉？

西北之气，散而寒之；东南之气，收而温之。盖西北寒束于外，而阳聚[①]于内，故宜散而寒；东南阳泄于外，而阴伏于内，故宜收而温。非食冷、食热之谓也。

① 原本作“娶”，今据成都昌福公司本改。

心欲软肾欲坚

心欲软，急食咸以软之；肾欲坚，急食苦以坚之。盖心于象为离，肾于象为坎。坎之明在内，以刚健而行之于外，故欲坚；离之明在外，当柔顺而养之于中，故欲软。软者，必以咸；坚者，必以苦。咸从水化，苦从火化也。夫坎水润下，愈下则陷矣，故以行为尚。《易》曰：行有尚吉，往有功也。离火炎上，愈上则焚矣，故以蓄为吉。《易》曰：离，利贞，亨。畜牝牛，吉也。然则所以坚之、软之者，固欲其水上、火上，而成心肾交通之妙欤！

三阳在头　三阴在手

三阳外感，诊在人迎；人迎者，结喉两旁动脉，故曰三阳在头。三阴内伤，诊在气口；气口即寸口也，故曰三阴在手。

脾气外绝

脉浮大虚者，是脾气之外绝，去胃外归阳明也。言脾虚气下，不为胃行精气，而与大肠驱糟粕也。人有不能食而数便利者，非脾去胃归阳明之故欤！

劳风

劳风法在肺下。其为病也，强上冥视，唾出若涕，恶风而振寒。治之奈何？曰：以救俯仰，巨阳引精者三日，中年者五日，不精者七日，咳出青黄涕，其状如脓，大如弹丸、从口中或鼻中出，不出则伤肺，伤肺则死矣。读此，可悟伤风不解成痨之故。劳风者，既劳而又受风也。劳则火起于上，而风又乘之，风火相抟，气凑于上，故云法在肺下也。肺主气而司呼吸，风热在肺，其液必结，其气必壅，是以俯仰皆不顺利，故曰当救俯仰也。救俯仰者，即利肺气、散邪气之谓乎？然邪气之散与否，在乎正气之盛与衰。若阳气旺而精气引者，三日，次五日，又次七日，则青黄之涕从咳而出，出则风热俱去，而肺无恙矣。设不出，则风火留积肺中而肺伤，肺伤则喘咳声嘶，渐及五脏，而虚劳之病成矣。今人治劳，日用滋养而不少益者，非以邪气未出之故欤？而久留之邪，补之固无益，清之亦不解，虚劳病之所以难治也。

再按《脉解》篇云：太阳所谓强上引背者，阳气大上而争，故强上也。劳风之病，火在上而风乘之，风、火皆阳也；风性善行，火性炎上，非所谓阳气大上而争者乎？

结阳　结阴

结阳者，肿四肢；结阴者，便血一升，再结二升，三结三升。结阳，阳聚而实也。四肢者，诸阳之本。阳实，则四肢肿也。结阴，阴气凝聚，不与阳气相通也。夫阳所以举阴气者也，阴无阳而独，则不复周流四布，有坠而下出耳！再结、三结，谓二阴、三阴并结不解，结愈甚者，下愈多也。

胃脘痈

人病胃脘痈者，诊当候胃脉。其脉当沉细，沉细者气逆，逆者人迎甚盛，甚盛则热。人迎者，胃脉也。逆而甚，则热聚于胃口而不行，故胃脘为痈也。按人迎在头，趺阳在足，皆胃脉也。云当候胃脉者，谓趺阳也。趺阳脉不必沉且细，而今沉且细者，气逆于上，而下乃虚，下虚则沉细也。人迎甚盛者，气逆于上则上盛，上盛故人迎甚盛。夫气聚于上而热不行，胃脘壅遏，得不蓄积为痈耶？

肠蕈　石瘕

蕈，延也，息肉蔓延，与肠相着。瘕，假也，假血成形，积于胞中。血积易去，故曰可导而下；息肉渐大，则消之非易，故曰状如怀子，久者离岁。

肺消

心移寒于肺，为肺消；肺消者，饮一溲二，死不治。肺居上焦，而司气化。肺热则不肃，不肃则水不下；肺寒则气不化，不化则水不布。不特所饮之水直趋而下，且并身中所有之津，尽从下趋之势，有降无升，生气乃息，故曰："饮一溲二，死不治。"

四维相代

四维，四肢也。相代，相继为肿也。四肢为诸阳所实之处，相继为肿者，气馁而行不齐也，故曰“阳气乃竭”。

四肢不举

《玉机真脏论》云：脾脉太过，则令人四肢不举；其不及，则令人九窍不通。《灵枢·本神》篇云：脾气虚则四肢不用；实则腹胀、泾溲不利。盖脾虚则营卫涸竭，不能行其气于四肢，而为之不举；脾实则营卫遏绝，亦不能行其气于四肢，而为之不举。九窍亦然。两经互言之者，所以穷其变也。

折髀

胃脉搏坚而长，其色赤，当病折髀。胃土太过，而火复益之，腑阳独盛，脏阴受伤，则髀痛如折也。

水液浑浊

水液浑浊，有脾经谷气不化，湿热下流；亦有因肺金气衰，而便液停凝。盖肺司州都之气化，中气不足，则溲便为之变。未可执其“皆属于热”之一语而施治也。

厥

巨阳主气，故先受邪；少阴与其为表里也，得热则上从之，从之则厥也。故有风热小差，而亦面赤、足冷者。如是则解外之邪，必靖内之气，设徒与表药，真阳随越，故曰表里刺之，饮之服汤。

煎厥

煎厥，即热厥也。火迫于下，气逆于上，为厥逆而热烦也。溃溃乎若坏都，汩汩乎不可止者，言其精神散败，若土之崩，若水之放，而不可复收之、掩之也。

气泄

心脉不及，则令人烦心，上见咳唾，下为气泄。气泄者，气随便失。脾肠之病，即气利也，乃火不足，而土受病也。

疟脉实虚[①]

疟脉缓大虚，调以甘药。凡诸疟而脉不见，刺十指间出血，血出必已。故初病脉不出者，多是气血壅遏所致，无用张皇，遽投温补，亦致败事。

---

① 疟脉实虚：标题原为“疟”，今据目录及正文改。

气痹精少皆能生寒

人身非衣寒也，中非有寒气也，寒从中生者何？是人多痹气也。又肾者水也，而生于骨，肾不生则髓不能满，故寒甚至骨也。是故气痹、精少，皆能生寒，不必谓其定责阳虚也。

刺久病

刺久病者，深内而久留之，间日而复取之，必先调其左右，去其血脉。愚谓此刺道也，可通药之用矣。以其病久入深，故必深内；以其阴气难得，故必久留。间日者，休其气也。调其左右，去其血脉者，调其未病之处，使血脉流通也。以丸药攻其病，以甘药养其正，且进且止，毋速其效，以平为期，药之道尽矣。

卷 中

风寒营卫之辨

风为阳邪而上行，卫为阳气而主外，以阳从阳，其气必浮，故曰“阳浮者热自发”。阳得风而反强，阴无邪而反弱，以弱从强，其气必馁，故曰“阴弱者汗自出”。

伤寒发热者，阳气被郁而不伸也；中风发热者，阳气被引而外浮也。郁者必发之，浮者不徒解散而已。此桂枝汤所以兼阴阳、通合散为剂也。

仲景卫强营弱之说，不过发明所以发热、汗出之故。后人不察、遂有风并于卫，卫实而营虚；寒中于营，营实而卫虚之辨。不知邪气之来，自皮毛而至肌肉，无论中风、伤寒，未有不及于卫者，甚者乃并伤于营耳！郭白云所谓涉卫中营者是也。卫病而营和，则汗自出；营与卫俱病，则无汗矣。无汗必发其汗，麻黄汤所以去表实而发邪气也；有汗不可更发汗，桂枝汤所以助表气而逐邪气也。学者但分病证之有汗、无汗，以严麻黄、桂枝之用，不必执营卫之孰虚孰实，以证伤寒、中风之殊。且无汗为表实，何云卫虚？麻黄之去实，宁独遗卫？能不胶于俗说者，斯为豪杰之士。营卫本是和谐，卫受邪而反强，荣无邪而觉弱，邪正不同，强弱异等，虽欲和谐，不可得矣，故曰营气和者外不谐。

伤寒分立三纲：桂枝主风伤卫，麻黄主寒伤营，大青龙主风寒两伤营卫。其说始于叔微许氏，而成于中行方氏、嘉言喻氏。以愚观之，桂枝主风伤卫则是，麻黄主寒伤营则非。盖有卫病而营不病者，未有营病而卫不病者也。至于大青龙证，其立方之旨，因烦躁而独加石膏。王文禄所谓风寒并重，而闭热于经，故加石膏于发散药中者是也。若不过风寒并发，则麻黄、桂枝已足胜其任矣，何必更须石膏哉？

寒邪闭皮毛而郁阳气，是以发热而汗不出。麻黄、杏仁开肺气、发腠理。若桂枝、甘草，为辛甘发散之用也。风邪不能外闭阳气，而反内扰阴气，是以其汗自出。用芍药者，所以救其营也。是谓风邪伤卫，营未受病，与芍药以安营者，尚隔一层。

寒邪六经俱受　不必定自太阳

伤寒传经次第，先太阳，次阳明，次少阳，次太阴，次少阴，次厥阴，此其常也。然而风寒之邪，亦有径中阳明者。仲景云：阳明中风，口苦，咽干，腹满，微喘，发热，恶寒，脉浮而紧。又少阳中风，两耳无所闻，目赤，胸中满而烦者是也。不独阳明、少阳为然，即三阴亦有之。云少阴病始得之，反发热、脉沉者，少阴初受寒邪之症也。太阴中风，四肢烦疼，阳微阴涩而长者，太阴初受风邪之症也。厥阴中风，脉微浮为欲愈，不浮为未愈，此厥阴初受风邪之脉也。此三者，又与三阴直中不同。直中者，病在脏，此则病在经也。是以六经皆能自受风寒，何必尽从太阳传入；即从太阳传入，亦不必循经递进。海藏言之最详，兹不重述。

伤寒传足不传手者，寒邪中人，先着皮肤，而足太阳膀胱之脉，在最外一层，故先入之；稍深则去皮肤而入肌肉，肌肉为足阳阴之分，故次入之；又稍深则在躯壳之内，脏腑之外？而足少阳之脉，正当半表半里之间，故又次入之。迨去表而之里，离阳而入阴，则三阴者，太阴为开，厥阴为阖，少阴为枢，故邪气入之，先太阴，次少阴，次厥阴也。合而言之，阳主表而阴主里，表为腑而里五脏，故邪气在表，则足三阳受之，在里则足三阴受之也。手之三阳，虽亦主表，而太阳小肠、少阳三焦、阳明大肠，并从手至于头，位偏而脉短，不若足经之自下行上，纲维一身也。手之三阴，虽亦主里，然太阴肺、少阴心、厥阴胞络，并处上焦，不若肝、脾、肾之实居阴位也。是故手三阳经虽阳，而脉绌于表，惟足三阳为独主阳之表；手三阴脏虽阴，而位不处阴，惟足三阴为独主阴之里。伤寒之邪，所以恒在足而不在手欤！发明所谓伤寒止伤西北，而不伤东南，亦穿凿之语。夫邪气侵淫，自足及手者有之。如《玉机》所谓足经实，手经虚，故能冤热。洁古所谓壬病传丙、丙病传丁者是也。然非汗下差误，或七情劳倦之故，焉有传及手经者哉？

阳结　阴结

脉浮而数，能食，不大便者，名曰阳结，十七日当剧；脉沉而迟，不能食，身体重，大便反硬，名曰阴结，十四日当剧。盖天人之气，十五日一更，更则结者当解，设不解，其病则剧。

云十七日者，阳结能食，故过期；十四日者，阴结不能食，故不及期也。成氏过结再传之说，失之泥矣。

纵横

伤寒，腹满，谵语，寸口脉浮而紧，此肝乘脾也，名曰纵，刺期门；伤寒，发热，啬啬恶寒，大渴欲饮水，其腹必满，自汗出，小便利，此肝乘肺也，名曰横，刺期门。按腹满、谵语，其脉当实沉，而反浮紧，此非里实，乃肝邪乘脾，气窒而实也；发热，恶寒，病为在表，其证本不当渴，而反大渴，此非内热，乃肝邪乘肺，气郁而燥也。以里无热，不能消水，故腹满，而汗出便利，则肺气已行，故愈。二者俱泻肝邪则愈，设不知而攻其实热，则误矣。此病机之变，不可不审也。

战栗

邪气入，正气抑，则病；正气复，邪气退，则汗出而愈矣。然邪犹未强而未即服，正犹微而未即胜，此所以战也。邪气外与正争，则为战；内与正争，则为栗。栗者，心内鼓栗。经曰：阴中于邪，必内栗也。若战，则但肢体战摇而已。战者，正气胜，则有得汗而解者；栗者，内气虚，不能御邪，遂成厥脱也。

热入血室

热入血室三条，其旨不同。第一条，是血舍空而热乃入者，空则热不得聚，而游其部，故胸胁满。第二条，是热邪与血俱结于血室者，血结亦能作寒热，柴胡亦能去血结，不独和解之谓矣。第三条，是热邪入而结，经尚行者，经行则热亦行而不得留，故必自愈，无犯胃气及上二焦，病在血而不在气，在下而不在上也。若诛伐无过，变证随出，乌能自愈耶？

圊血[①]

下利，寸脉反浮数者，阳之盛也；尺中自涩者，阴之虚也。以阳加阴，必圊脓血。

少阴热在膀胱而便血者，脏邪还腑，血去热出，当愈；强发少阴汗而动血者，热邪内迫，血去阴竭，多死。

吐利　烦躁　四逆

少阴病吐利，烦躁，四逆者死，为阴极而阳绝也；少阴吐利，手足厥冷，烦躁欲死者，吴茱萸汤主之，为阴盛而阳争也。病症则同，而辨之于争与绝之间，盖亦微矣。

亡阳　无阳

亡阳，阳不守也；无阳，阳之弱也。阳亡者，藩篱已彻，故汗出不止；阳弱者，施化无权，故不能作汗。

---

① 圊血：便血。

绝阳

阳为津液之源，津液为阳之根。汗出过多，胃气生热，津液竭矣。阳气虽存，根本则离，故曰绝阳。

厥

伤寒脉促，手足厥逆者，可灸之。按《本论》云：脉阳盛则促，则手足厥逆。而脉促者，非阳之虚，乃阳不通也；灸之，所以引阳外通。若厥而脉微者，则必更以四逆温之。

病人手足厥冷，脉乍紧者，邪结在胸中。胸中，阳也，阳实气于四肢。邪结胸中，其阳不布，则手足无气而厥冷。胸邪最高，高者因而越之，故曰当吐之，宜瓜蒂散。脉促者，阳结不通，故宜引其阳；脉紧者阳为邪遏，故须吐其邪。二者皆与阳虚厥逆不同。

脉微而厥者，阳之虚也，宜四逆辈；脉细而厥者，血虚不营于四末也，宜酸甘辛药温之、润之、行之，当归四逆是也。

厥热

伤寒先厥者，寒邪乍中，阳气暴折也；后热者，阳气渐复，阴邪将却也。五日厥，热亦五日者，阴胜阳复之常也。厥深者，热亦深；厥微者，热亦微。谓有胜则有复，胜之甚者，其复亦甚。非以外厥之微甚，卜里热之浅深也。

伤寒前厥而后热者，其病多吉，阳复而阴剥也；前热而后厥者，其病多凶，阴进而阳退也。

厥四日，热反三日，即显阳微之机，不待复厥，至五日而知其病之进也；热四日，厥反三日，即显阴负之兆，不待复热，至五日而知其病之必愈也。

三阴下症

太阴，有桂枝加大黄汤下之一症；少阴，有大承气急下三症；厥阴，有小承气下之一症。夫邪入三阴，病已深矣，其幸而不死者，其邪仍从阳而出耳！张季明所谓太阴脾经，温燥不行，亦当温利自阳明出，如桂枝加大黄是也；少阴肾经，虽用附子，复使麻黄，厥阴肝经用桂枝，则知少阴亦自太阳出，厥阴亦自少阳出；及其太阳、少阳郁闭不行，则当自阳明出。故三阴皆有下症也。

桂枝汤

风之为气，能动阳气而泄津液，所以发热、汗自出，与伤寒之发热、无汗不同。此用桂枝外发邪气，即以芍药内安津液；炙甘草合桂枝之辛，足以攘外，合芍药之酸，足以安内；生姜、大枣甘辛相合，亦助正气去邪之用。盖以肌解而邪不去，故不用麻黄发表，而以桂枝助阳以为表；以其汗出而营自和，故不用石膏之清里，而用芍药敛阴以为里。此桂枝汤之所以大异于麻黄、大青龙也。

麻黄汤

寒邪伤人阳气，郁而成热，皮肤闭而成实，麻黄轻以去实，辛以发阳气，温以散寒气。杏仁佐麻黄通肺气，使腠理开泄，王好古谓其为治卫实之药者是也。然泄而不收、升而不降，桂枝、甘草虽以佐之，实监制之耳！东垣云：麻黄汤是阳经卫药也，开腠理使阳气申泄，此药为卫实也。

大小青龙汤

大青龙治风寒外壅，而闭热于经者；小青龙治风寒外壅，而伏饮于内者。夫热郁于经，而不用石膏，汗为热隔，宁有能发之者乎？饮伏于内，而不用姜、夏，邪与饮抟，宁有能散之者乎？其芍药、五味，不特靖逆气而安肺气，抑且制麻、桂、姜、辛之势，使不相骛而相就，以成内外协济之功也。

桂枝去芍药加蜀漆龙骨牡蛎救逆汤

伤寒脉浮，医以火迫，劫之亡阳，必惊狂、起卧不安者，桂枝去芍药加蜀漆龙骨牡蛎救逆汤主之。按此所谓阳者，乃心之阳，盖即神也。火气通于心，神被迫而不收，与发汗亡阳者不同。发汗者，动其肾，则厥逆、筋惕肉瞤，故当用四逆；被火者，伤其心，则惊狂、起卧不安，故当用龙、牡。其去芍药，加蜀漆者，盖欲甘辛急复心阳，而不须酸味更益营气也。与发汗后，其人叉手自冒心、心下悸欲得按者，用桂枝甘草汤同。蜀漆即常山苗，味辛，能去胸中邪结气。此症火气内逼心包，故须以逐邪而安正耳！

五苓 猪苓

五苓、猪苓，并治脉浮，发热，渴而小便不利之症。然五苓则加桂枝、白术，而治太阳；猪苓则加滑石、阿胶，而治阳明。盖太阳为开，阳明为阖。太阳为表之表，其受邪也，可以热发，可以辛散；阳明为表之里，其气难泄，其热易蓄，其发散攻取，自与太阳不同。是以五苓散加甘辛温药，假阳气以行水；猪苓汤加甘咸寒药，假阴气以利水也。

泻心诸汤

伤寒下后，心下满而不痛者，为痞，半夏泻心汤主之。盖客邪内陷，既不可从汗泄；而痞不实，又不可从下夺。故惟半夏、干姜之辛，能散其结；芩、连之苦，能泄其满。然其所以泄、散者，虽药之能，而实胃气之使也。此用人参、甘草者，非以下后中伤，故以益气而助其能耶！

甘草泻心、生姜泻心，虽同为治痞之剂，而生姜泻心意在胃中不和，故加辛温以和胃；甘草泻心意在下利不止与客气上逆，故不欲人参之增气，而须甘草之安中也。

大黄黄连泻心汤，治伤寒汗下后心下痞，按之濡，其脉关上浮者。成氏云：此虚热也，与大黄、黄连以导其虚热。按成氏所谓虚热者，对燥屎而言也。盖邪热入里，与糟粕相结，则为实热；不与糟粕相结，则为虚热；非阴虚、阳虚之谓。本方以大黄、黄连为剂，而不用枳、朴等药者，盖以泄热，非以荡实热也。

白通四逆

白通、四逆，俱用姜、附，俱为扶阳抑阴之剂。而白通意在通阳，故用葱白，凡厥而下利脉微者用之；四逆意在救里，故用甘草，凡厥而清谷不止者用之。若通脉四逆，则进而从阳，以收外散之热；白通加人尿猪胆汁，则退而就阴，以去格拒之寒也。

麻杏甘石汤

汗出而喘，无大热者，其邪不在经腠，而在肺中，故非桂枝所能发。麻、杏辛甘，入肺散邪气；肺被邪郁而生热，石膏辛寒，入肺除热气；甘草甘温，安中气，且以助其散邪清热之用。乃肺脏邪气发喘之剂也。

饮证类伤寒

伤寒若吐若下后，心下逆满，气上冲胸云云。按此非伤寒证，乃属饮家也。《金匮》云；膈间支饮，其人喘满，心下痞坚，得之数十日，医吐下之不愈，木防己汤主之。又云：其人振振身瞤动者，必有伏饮。又云：心下有痰饮，胸胁支满、目眩是也。成氏以为里虚气逆，与此药和经、益阳、散气，恐未切当。

病如桂枝证，头不痛，项不强，寸脉微浮，胸中痞硬，气上冲咽喉不得息者，此为胸有寒也，当吐之，宜瓜蒂散。寒，谓寒饮，非寒邪也。此亦痰饮类伤寒证。《活人书》云：痰饮之为病，能令人憎寒发热，状类伤寒，但头不痛、项不强为异耳！

简误

汗多则热愈，汗少则便难。疑是汗少则热愈，汗多则便难。《太阳》篇云：脉阳微而汗出少者，为自和也；汗出多者，为太过。阳脉实，因发其汗出多者，为亦太过，太过为阳绝于里，亡津液，大便因硬也。成氏谓汗少则邪热不尽，又走其津液者，非。

太阳病十日已去，脉浮细而嗜卧者，外已解也。设胸满、胁痛者，与小柴胡汤；脉但浮者，与麻黄汤。谓脉但浮而不细，嗜卧者，邪犹在外，宜麻黄汤；脉浮细，不嗜卧，而胸满、胁痛者，邪又在少阳，宜小柴胡汤。非外已解，而又和之、发之之谓也。

太阳病，脉浮紧，无汗，发热，身疼痛，八九日不解，表证仍在，此当发其汗。服药已微除，其人发烦，目瞑，剧者必衄，衄乃解。所以然者，阳气重故也，麻黄汤主之。按“麻黄汤主之”句，当在“此当发其汗”下。谓服麻黄汤已，病虽未除，而又发烦，目瞑；剧者，阳邪上盛，必将衄血而后解。非既衄血，而又以麻黄汤发之也。然亦须审微、甚而处之。若其欲衄而血不流，虽衄而邪不解者，则仍宜发汗。仲景云：伤寒脉浮紧，不发汗，因致衄者，麻黄汤主之是也。

伤寒脉浮滑，此表有热，里有寒，白虎汤主之。按《阳明》篇云：伤寒无大热，口燥渴，心烦，背微恶寒者，白虎汤主之。《厥阴》篇云：伤寒脉滑而厥者，里有热也，白虎汤主之。审此，本文当作里有热，表有寒；表寒即手足厥、背恶寒之谓。盖传写之误，不必曲为之解也。

证象阳旦一条，盖即前条之意，而设为问答，中间语意殊无伦次，岂后人之文耶？昔人读《考工记》，谓不类于周官。余于此条亦云。

下利清谷，汗出，必胀满者，伤其阳而气不行。成氏谓亡津液者，非也。

寒实结胸，无热证者，与三物小陷胸汤，白散亦可服。当作寒实结胸，无热证者，与三物白散。旧本必有误也。既已寒实，何可更用瓜蒌、黄连寒药耶？

伤寒杂论

太阳病，初服桂枝汤而反烦者，阳邪痹于阳而不散也，故先刺风池、风府，以通其痹。

阳邪被抑而未服者，仍当从阳因而去之。此桂枝汤去芍药之意。

病在阳而反下之，邪气被抑而未复，正气方虚而不振，是以其脉多促。然当辨其仍在表者，则纯以辛甘发之，桂枝去芍药汤是也；辨其兼入里者，则并以苦寒清之，葛根黄芩黄连汤是也。

余寇未平，复合为乱；余邪未净，复集为病。伤寒发汗解，半日许复烦是也。

大下之后复发汗，三条均是汗、下之后。然小便不利者，伤其阴也；振寒脉微细者，阴阳俱伤也；昼日烦躁不得卧者，伤阳而不伤阴也。于此见病变之不同。发汗则动经者，无邪可发，而反动其经气也。余谓此条为饮证者，未必谬也。

发汗后，水、药不得入口者，是动其经气也。但阳脉微者，先汗之而解；但阴脉微者，下之而解，逐坚攻瑕之法。

喘而汗出，有阳气虚脱者，亦有热气内迫者。太阳病下之，下利，脉促，喘而汗出，葛根黄连黄芩汤主之是也。

利水、逐血，为热入膀胱两大法门。利水分清、温，五苓、猪苓是也；逐血辨微、甚，桃仁承气、抵当汤丸是也。

青龙汤主散表寒，而兼清里热，故麻黄多于石膏；麻杏甘石主清肺热，而兼散肺邪，故石膏多于麻黄。桂枝汤主散表邪，故桂枝倍芍药，而益生姜之辛；建中汤主立中气，故芍药倍桂枝，而益饴糖之甘。品味相同，而君臣异用，表里、补泄，因之各异矣。

太阳转入阳明，其端有二：一者汗出不彻，邪气不服而传。曰：太阳初得病时发其汗，汗先出不彻，因转属阳明也。一者汗出过多，胃中干燥而传。曰：太阳病，若发汗、若吐、若下、若利小便，此亡津液，胃中干燥，因转属阳明也。

经邪不能聚，故传入腑，则聚而不传。经邪未变，故恶寒；入腑，则变热而不寒。曰：阳明居中土也，万物所归，无所复传。始虽恶寒，二日自止，此为阳明入腑证也。阳明病，法多汗，反无汗，其身如虫行皮中状者，气内蒸而津不从也。

痞证表未解者，宜先解表，不可便治其痞。若兼下利不止者，则不拘此例，宜合表里而并治。太阳病外证未除，而数下之，遂协热而利，利下不止，心下痞硬，表里不解者，桂枝人参汤主之是也。

阳明津涸，舌干口燥者，不足虑也；若并亡其阳，则殆矣。少阴阳虚，汗出而厥者，不足虑也；若并伤其阴，则危矣。是以阳明燥渴，能饮冷者生，不能饮者死；少阴厥逆，舌不干者生，干者死。

少阴病八九日，一身手足尽热者，邪自本而之标，自脏而入腑也，虽便血可治。

卷　下

制方用药必本升降浮沉之理

《易》曰：天道下济而光明，地道卑而上行，故上下升降而气乃和。古人制方用药，一本升降浮沉之理，不拘寒热补泻之迹者，宋元以来，东垣一人而已。盖四时之气，春升、夏浮、秋降、冬沉，而人身之气，莫不由之。然升降浮沉者，气也，其所以升降浮沉者，人之中，犹天之枢也。今人饥饱、劳役，损伤中气，于是当升者不得升，当降者不得降，而发热、困倦、喘促、痞塞等症见矣。夫内伤之热，非寒可清；气陷之痞，非攻可去。惟阴阳一通，而寒热自已；上下一交，而痞隔都损。此东垣之学，所以能为举其大欤！李濒湖曰：升降浮沉则顺之，寒热温凉则逆之，故春宜辛温，夏宜辛热，长夏宜甘苦辛温，秋宜酸温，冬宜苦寒。愚谓升降浮沉则顺之者，所以顺天时之气也；寒热温凉则逆之者，所以救气化之过也。李氏辛甘酸苦之用是已，若春宜温、夏宜热、冬宜寒之谓，是助之也，岂逆之谓哉！

五行问答

客曰：五行生克之说，非圣人之言也，秦汉术士之所伪撰也。余曰：于何据也？曰：《易》言八卦，而未及五行，《洪范》言五行，而未及生克，是以知其为无据之言也。曰：子曷不观诸河图、洛书乎？河图之数：一、六居下，水也；二、七居上，火也；三、八居左，木也；四、九居右，金也；五、十居中，土也。洛书之数：戴九、履一。一，水之生数也；一之右七，七，火之成数也；七之右为九，九，金之成数也；九之右为三，三，木之成数也；五居于中，五，土之成数也。夫河图逆而左旋，以次相生；洛书顺而右转，以次相克。克者反顺，生者反逆，此造化之妙也。且河图左旋相生，而其对待则皆相克；洛书右转相克，而其对待则皆相生。是以生机恒寓于消落之中，而生气每藏于盛长之内。生而无克，则有进无退而气易尽；克而无生，则消者不长而机以穷。生也，克也，天地自然之理，莫如其然，而不得不然者也。子又何疑焉？

曰：河图、洛书，古未必有此，亦秦汉人所撰，以神其说者乎！曰：《易》不云乎，河出图，洛出书。圣人则之，何子之不察也？且五行生克，天地之数也；河图、洛书、亦天地之数也。未有图、书以前，天地之数，昭然已备；即图、书至今不出，而图、书之象，昭然亦备。图、书可假，天地之数不可假也。夏之暑，肇于春之温，冬之寒，始于秋之凉，气之默运然也；一阳转而土膏僭动，天气肃而海水西盛，杲日出而霜露立消，凉风至而万木凋落，象之显呈也。而又何疑于图焉？

曰：水生于天者也，岂生于金乎？方诸取水，月为水母，月亦生于金乎？水生木，未有木生于江湖波涛者！水辅土以生木，而专归之水可乎？曰：天者，乾之体也；月者，金之精也；坤也者，万物皆致养焉。五行皆不能离土而生，独木然也哉！

曰：岱石出火，汉井出烟，是土生火也；海中阴晦，波如火燃，是水生火也；火热而水干，是火反克水也；水冲而土溃，是水反克土也；丛灶燎原，火亦克木；锄圃耜田，金亦克土。生克之道，不亦乱而无序乎？曰：河图、洛书，水上，火下，木东，金西；天地之位，前南，后北，左东，右西。其序秩然而不可紊乱者也。其序秩然不可紊乱，则其生、其克，亦循序旋转而不可紊乱者也。若深井有火，高原出泉，则二气相更之妙耳！火燃水干，水冲土溃，则盛衰胜复之常耳！是以穷五行之变则可，以为是即五行之事则不可也。且所谓相克者，不过制其太过，而使归于平，非斩绝灭竭之谓也。又以抑其浮盛，而使还于根，以为生发之兆，虽相克而实相成也。若金斫、土掩、火燃、水冲，此立尽之数，岂足语造化生成之妙哉！

通一子杂论辨

君火凝命于心，为十二官禀命之主；相火一位于命门，一寄于三焦，为十二经生气之原。由是神机不息，而造化成焉，此千古不易之道也。而通一子之言，总言大体，则相火寄在命门；析言职守，则脏腑各有君相。若然，则十二官有十二君相矣！五脏六腑将乱而自用，心君不其守府乎？曰：凡以心之神，肺之气，脾胃之仓廪，肝胆之谋勇，肾之伎巧变化，皆发见之神奇，使无君相，何以能此？不知心、肺、脾、肝、胃、胆、肾之能变化出入者，皆禀心之君火以为主，命门、三焦之相火以为用，犹庶司百职，共禀大君之命而效成于下，岂一脏有一君相之谓哉？即尔谓脏腑各有相可矣，而谓脏腑各有君可乎？夫立言所以明道，若此者求之太深，出之反晦，亦贤知之过也。

元气是生来便有，此气渐长渐消，为一生盛衰之本。元精者与气俱来，亦渐长渐消，而为元气之偶。元神者，元气、元精之灵者也，能变化往来，而为精气之主也。景岳谓无形之火，神机是也，亦曰元气；无形之水，天癸是也，又曰元精。元精、元气，即化生精气之元神也。以神为火，以气为神，以精为无形，以精、气为神所化，语殊未莹。

丹溪之治吞酸，必以黄连为君，而以吴茱萸佐之；治心腹痛症，谓宜倍用山栀，而以炒干姜佐之。夫既谓其热，寒之可也，何又并用如此？余谓丹溪所治吞酸、心腹痛，并皆火热郁结之病。火热则宜清，郁结则宜散，茱萸、干姜，盖资其散，不资其热也；且既曰佐矣，则所用无多，自无掣肘矛盾之虞，而有相助为理之益。屡试屡验，不可废也。

曰：头、目、口齿、咽喉等症，方书悉云风热，多以升降并用，逆从兼施，独不虑升者碍降，降者碍升乎？从者碍逆，逆者碍从乎？以愚所见，风热交炽之症，多有挟身中之阴火上从，而为面赤、足冷者。古方之升降并用者，所以散其外，且以安其内也。若升而无降，则有躁烦、厥逆之变；降而无升，则有瞀闷、喘逆之忧。不可不知也！

丹溪之所谓阳有余、阴不足者，就血与气言之也；景岳之所谓阳不足、阴有余者，就神与形言之也。形神切于摄养，气血切于治要，各成一说而已矣。

痢之为病，气闭于下，而火复迫之，是以腹痛里急、糟粕不出而便肠垢也。其源皆由于暑湿，与疟病俱发于夏秋。盖伤于经络则成疟，而入于肠脏则为痢也。经络之邪，可散而愈，故治宜辛苦温之药；肠脏之热非清不愈，故治宜[1]辛苦寒之药。亦发表不远热，攻里不远寒之意。河间之主用清寒，盖亦有见于此。景岳不审痢病之所从来，而以五脏五行为说，谓惟心可言火，其余则均不可言火。此但足资辨论而已，岂足补于治要哉！

脉来动而中止，更来小数，中有还者反动，名曰结阴也；脉来动而中止，不能自还，因而复动，名曰代阴也。得此脉者，必难治。盖结脉止而即还，不失至数，但少差池耳！代脉止而不还，越期乃还，有此绝而彼来代之意。此余之所亲历有如是者也。而景岳云：凡见忽大、忽小、乍迟、乍数，更变不常者，均谓之代。似此爚乱旧法，未足多也。

上、下、来、去、至、止六字，景岳因滑氏之言，而复传其蕴。而来、去二义，尤为精切。

曰：风之与寒，本为同气，但风邪浅而寒邪深，浅属阳而深属阴耳！此言最为明了。

今时皆合并病之名，语详则理确。

曰：气虚于中，不能达表，非补其气，肌能解乎？血虚于里，不能化液，非补其血，汗能生乎？又有火盛而水涸于经者，譬如干锅赤裂，润自何来？但加以水，则郁蒸沛然，而气化四

① 治宜：原作“宜治”，今据医学大成本乙正。

达。又曰：或发表，或微解，或温散，或凉散，或补中托里，而为不散之散，或补阴助阴，而为云蒸雨化之散。此公于发表一法，独能得其精奥，故其言之尽而无敝、确而可守如此。

口眼歪斜之病，按仲景云，络脉空虚，贼邪不泻，或左或右，邪气反缓，正气即急，正气引邪，㖞僻不遂；及前贤针灸膏摩之法，俱云左歪治右，右歪治左。以余所见，凡手废在左者，则口眼歪于右；废在右者，则口眼歪于左。大法散邪养血，往往获愈，若纯施补，则留连转剧。而景岳乃云以药治者，左右皆宜从补；以艾治者，当从其急处而灸之。余常谓景岳之学，得于推测者，此类是也。

中风者，风从外入，天地之邪气也；类中风者，风自内生，肝脏之厥气也。肝之生气暴而病速，肝气即厥，诸气从之，诸液又从之；诸气化火，诸液化痰，辐凑上焦，流溢经络，如风雨之骤至，如潮汐之乍涌，而不可挡也。岂特如景岳所谓气血虚败而已哉？昔贤于此症，或云火，或云痰，或云气虚。三者诚俱有之，余惜其终属模糊，而未中肯綮也。

补下治下制以急，大承气之无甘草，肾气丸之有苓、泽，盖谓此也。左归、右归二饮，亦仿肾气之意，乃去泽泻之咸，而加甘草之甘，既减下趋之势，更与缓中之权，虽与之归，其可得乎哉？

补中益气用芪、术，其意在求阳也，故加升、柴以引之；补阴益气用地、药，其意在求阴也，而亦用升、柴，是将之燕而越其指也。或曰阴气必资阳气而后升，则是附子、桂心之任，而非升、柴之轻脱所得而与者已。若谓阴虚而邪留者设，则是古方柴胡四物之例，以为补阴散邪则可，以为补阴益气则不可也。

柴胡等饮六方，分温、凉、脾、胃、血气、邪气六法，颇尽表法之变。但不得以柴胡一味印定眼目，学者善师其意可也。

景岳五福饮，于八物汤中去茯苓、川芎之通，芍药之摄，仅参、术、归、地、草五味，则呆钝不灵矣。而云五脏俱补，既无向导，又失统御，未足法也。

土具冲和之德，而为生物之本。冲和者，不燥、不湿、不冷、不热，乃能化生万物。是以湿土宜燥，燥土宜润，使归于平也。熟地之补脾，盖补脾之阴耳！若湿胜者，非所宜也。要知熟地入肾，则补肾阴；入脾，则补脾阴。景岳乃谓地黄是太阳、阳明之药，则泥而不通矣。

一阴、二阴等煎，盖即天一、地二诸数而明其方，故五阴煎为补脾阴之剂，方中不宜更杂白术、扁豆、莲肉。盖白术燥脾湿，扁豆、莲肉益脾气，而不能长脾阴也。二阴煎即导赤散加麦冬、枣仁、元参、黄连清润之品，殊觉有力。

喻氏春温论辨

喻氏论春温，以冬伤于寒，春必病温，为一例；以冬不藏精，春必病温，为一例；以既伤于寒，又不藏精，为一例。愚按《金匮》云：大邪中表，小邪中里。大邪漫风，虽大而力微；小邪户牖隙风，虽小而气锐。以其锐也，故深入在里；以其小也，故藏而不觉。冬伤于寒者，冬时所受之寒，本自小而不大，而又以不能蛰藏之故，邪气得以深伏于里；伏之既久，寒变为热，至春人气升浮，邪气与之俱出，则发热而渴。是以冬伤于寒者，春月温病之由；而冬不藏精者，又冬时受寒之源耳！嘉言所分三例，其实不过一端，而强为区画，辞愈烦而理愈晦矣。

寒毒藏于肌肤，此叔和之谬说也。喻氏亦云冬伤于寒，藏于肌肤，感春月之温气而始发。肌肤，阳明胃之所主也。愚意肌肤非能藏之地，阳明亦无受寒不发之理，惟少阴为阴，寒邪亦为阴，以阴遇阴，故得藏而不发。是以伤寒之邪，自太阳递入三阴；温病之邪，自少阴传出三阳。岂肌肤与胃之云乎哉？

喻氏云：仲景治温证，凡用表药，皆以桂枝汤，以示微发于不发之意。又云：温病二三日间，当用麻黄附子细辛汤、麻黄附子甘草汤，深入肾中，领出外邪，则重者愈矣。此喻氏之臆说，非仲景之旧章也。盖温邪非发散可愈，即有表证，亦岂辛温可发？且桂枝汤为伤寒表病而里和者设，温证邪从里发，而表且未病，若用桂枝，适足以助温邪而留病气。又温病伏寒变热，少阴之精已被劫夺，更用辛、附，是绝其本而资之脱也。即曰少阴本寒标热，邪入其界，非温不散，然而温病之发，寒已变热，其欲出之势，有不待引之而自甚者。其不能出者，必皆阴精已涸者也，不然宁有不出者耶？喻氏强引经文，傅会己意，自误误人，不容不辨！

喻氏云：冬伤于寒者，太阳膀胱主之；冬不藏精者，少阴肾经主之。与两感伤症中，一日太阳受之，即与少阴俱病，则头痛、口干、烦渴而满之例，纤毫不差。愚谓温病有新旧合邪，而无表里两感。盖温病是伏气所发，少阴有伏气，太阳而亦能伏气者，未必然也。不能伏，则感而即发，乃是伤寒，而终非温病矣。

喻氏云：少阴为阴脏而少血，所以强逼少阴汗者，重则血从耳、目、口、鼻出，而厥竭可虞；轻亦小便不利，而枯涸可待。余每用桂枝，必加生地，以匡芍药之不逮，功效历历可纪。此论最善，可以稍补前言之失。盖温病之发，阴气先伤，设有当行解散者，必兼滋阴清热之品参其间，昔贤于葱豉汤加童便，栀豉汤中加生地、麦冬，亦此意也。

又曰：今人见热胜烦枯之症。而不敢用附子者，恶其以热助热也。孰知不藏精之人，肾中阳气不鼓，津液不得上升，故枯燥外见。才用附子助阳，则阴精上交于阳位，如釜底加薪，则釜中之气水上腾，而润泽有立至者。数语亦有至理，惟于温病不能无弊。盖阴凝之枯燥，与阴竭之枯燥，霄壤悬殊，万一误投，死生立判，不可不细审也！

柯氏《伤寒论翼》辨

柯氏云：仲景之书，撰同《素问》。《皮部论》云：阳主外，阴主内。故仲景以三阳主外，三阴主内。又曰：在阳者主内，在阴者主出，以渗于内。故仲景又以阳明主内。少阴亦有反发热者，故仲景于表剂中用附子，是因其渗也。又曰：少阴之阴，名曰枢儒，其入于经也，从阳部注于经；其出者，从阴内注于骨。故仲景制麻黄附子汤，治发热，脉沉，无里证者，是从阳部注经之意也；制附子汤，治身体骨节痛，手足寒，背恶寒，脉沉者，是从阴内注于骨之义也。按《内经》所谓阳主外，阴主内者，是言阳明之阳，以阳明为阳之阖，故出则从阳而主外，入则从阴而主内也。所谓在阳者主内，在阴者主外，以渗于内者，是言少阳之阳，以少阳为枢为机之地[①]，故在阳者其用反从阴而主内，在阴者其用反从阳而主出，以渗于内。渗于内，如便液之属，盖从内出外之意也。少阴亦枢机之地，故其入者反从阳而注于经，其出者反从阴内注于骨也。此《皮部论》之义，柯氏似此援引，未尽的确。

柯氏援地理兵法，喻病邪之浅深，方药之大小，可谓深切著明。而于兵法又多精义，非好为夸大者可比。张千秋口陈乌桓兵事，了如指掌，非达识经事，不能如此。

柯氏因阴阳十脉，而立对待正看六法，曲尽其变，几无遁形矣。

太阳膀胱之经，起于足小趾，循股上行，至头，为三阳之表。而寒邪伤人，多自表入，故太阳得先受邪，有头项强痛、背疼等症。而柯氏云：心为太阳，故得外统一身之气血，内行脏腑之经隧；若膀胱位列下焦，为州都之官，所藏精液，必待上焦之气化而后出，何能外司营卫，为诸阳主气哉？又曰：伤寒最多心病，以心当太阳之位也。心为君主，寒为阴邪，君火不足，寒气得以伤之，所以名为大病。按少阴心经，起于手小指，循臂上行，入缺盆，注心中。今伤寒初病，不闻有是经所生症者，而邪入心经，变不复见头项强痛等症。夫心以为太阳之位，则不应无太阳之症，以心为一身之主，不得易膀胱之位；况仲景所谓太阳者，只就经脉而言，自表邪传经入里，热结膀胱，乃始及于腑。柯氏但知其位卑在下，不得为都会之地，而

---

① 为枢为机之地：据上下文当作“为枢机之地”，第二个“为”疑为衍字。

不思其经络所过，实为一身之表邪！徇尊卑之名，忘经野之实，亦何取焉？且伤寒虽曰大病，未必便是死证。若寒邪犯心，水来克火之说，自是寒邪直入心脏之病，而非大概伤寒在表之病矣。必如其说，则伤寒之病，十无一生，虽救疗之不及，而何有延至十数日之久哉？且以心当太阳之位，则太阳随经入里之邪，将直犯君主，而何以仍归膀胱，为小便不利，为结血不行？炫新说而变旧章，智者之过也，道其不明矣夫！

膀胱有下口而无上口，处大肠、小肠交接之间，即阑门也。阑门者，泌别水谷之处，气通命门。人之水谷入胃，以次传入小肠，斯时虽已熟腐，而清浊犹未分也；至于阑门，而得命门之火，熏蒸分布，于是水液渗入膀胱，糟粕下入大肠。入大肠者，以渐而下；入膀胱者，满而后泻。柯氏乃谓膀胱有上口而无下口，能入而不能出，必待太阳气化，而溺始出。非也。果尔，则胞中之水，其渗已多，而犹未溺之时，更于何处可蓄耶？且《内经》所谓气化则能出者，亦非太阳之气化，乃肺经之气化也。肺经之气化，则膀胱之气亦化，满而后出，虚而复受；不然，虽满不能出也。是以膀胱虽主津液，而非命门之火蒸之，则不能入；非肺金之气化，则不能出。不入，则溏泻之病生；不出，则癃闭之病作矣。

宣明人参白术散方论

宣明人参白术散，治遍身燥湿相抟，玄府致密，遂致忪悸，发渴，饮食减少，不为肌肤。方以人参、甘草，甘以益虚也；生地黄润以滋燥；石膏、黄芩、滑石，寒以除热也；白术、茯苓，燥以除湿也。而意特在湿热，故白术、滑石、石膏数独多焉。其用参、地、甘草者，热积则真气消，湿聚则坚燥生也。尤妙在薄荷、藿香以行表气，缩砂仁以行里气，表里气通，而后湿可行，热可去，此画龙点睛法也。白术汤方论，与此略同，学者宜究心焉。

柴胡梅连散、罗氏秦艽鳖甲散方论

风劳骨蒸，久而咳嗽吐血，脉来弦数者，柴胡梅连散主之。盖邪气既久积于表里之间而不退，非可一汗而去者，故用柴胡之辛散，必兼乌梅之酸收；而久积之风内蕴骨髓者，已变风之体而为热，则宜用胡黄连之苦寒以清之。然兵无向导则不达贼境，药无引使则不通病所。新病且然，况伏邪乎？故胆以合胆，髓以合骨，薤白之通阳，童便之通阴，而表里肌骨之邪，庶尽出欤！

罗氏秦艽鳖甲散，与柴胡梅连同意，亦治风劳骨蒸肌热之症。然减前胡之泄气，而加当归之和血，去黄连之苦寒，而用青蒿之辛凉，气味为较和矣。久病之人，未必不宜缓法也。

补中益气汤、六味地黄汤方[①]合论

阳虚者，气多陷而不举，故补中益气多用参、芪、术、草，甘温益气，而以升、柴辛平助以上升；阴虚者，气每上而不下，故六味地黄丸多用熟地、萸肉、山药，味厚体重者，补阴益精，

① 方：原本无，今据目录补。

而以茯苓、泽泻之甘淡助之下降。气陷者多滞，陈皮之辛所以和滞气；气浮者多热，牡丹之寒所以清浮热。然六味之有苓、泽，犹补中之有升、柴也；补中之有陈皮，犹六味之有丹皮也。其参、芪、归、术、甘草，犹地黄、茱萸、山药也。法虽不同而理可通也。

归脾汤方论

归脾汤兼补心脾，而意专治脾。观于甘温补养药中，而加木香醒脾行气，可以见矣。龙眼、远志，虽曰补火，实以培土。盖欲使心火下通脾土，而脾益治，五脏受气以其所生也，故曰归脾。

凤髓丹方论

凤髓丹为太阴湿热下注，少阴遗浊者设。黄柏苦能燥湿，寒能除热，故以为君；湿热易成壅滞，砂仁之辛香可以利之；脾邪不独伤肾，亦且自伤，炙甘草之甘温可以益之；然诸治湿热药不用，而独取黄柏、砂仁者，以其气味兼通少阴也。

小投杯汤方论

上气有热者，麻杏甘石汤；无热者，小投杯汤，盖即麻杏甘石而以桂心易石膏。同一通肺下气，而寒温易用，法斯备矣。

清暑益气汤、清燥汤合论

清暑益气汤，盖谓其人元气本虚，而又伤于暑湿，脾得湿而不行，肺得暑而不肃，以致四肢倦怠，精神短少，懒于动作，胸气短促，不思饮食，脉浮缓而迟者设。故用人参、黄芪、白术、甘草、归身，甘温气味，以补中益气；苍术、黄柏、泽泻，以除湿热；升麻、葛根，以除客热；而肺喜清肃，得热则烦，故以麦冬、五味清而收之；脾喜疏通，得湿则壅，故以炒曲、青皮、陈皮温而行之。此正治脾肺气虚而受暑湿，若体实脉盛，或虽虚而不甚，及津涸烦渴多火者，则不可混投也。清燥汤亦治长夏湿热蒸人、气体困倦、腰足痿软之症，故比清暑益气多黄连、茯苓、猪苓、柴胡，无泽泻、葛根、青皮，则清利之力差多，疏滞之力差少。是名清燥，清以降逆，燥以胜湿也。

方法余论

治外感，必知邪气之变态；治内伤，必知脏腑之情性。治六淫之病，如逐外寇，攻其客，毋伤及其主，主弱则客不退矣；治七情之病，如抚乱民，暴其罪，必兼矜其情，情失则乱不正矣。

营道者，知其雄，守其雌；制方者，知其奇，守其正。

攻除陈积之药，可峻而不可快，宜专而不宜泛；快则急过病所，泛则抟击罕中，由是坚垒如故，而破残已多，岂徒无益而已哉？

母之与子，气本相通。母旺则及其子，子旺亦气感于母。故《删繁论》云：肝劳病者，补心气以益之。余脏皆然。则不特“虚则补其母”一说已也。

阳与阴反，然无阴则阳不见矣；邪与正反，然无正则邪不显矣。是以热病饮沸汤而不知热，痿痹手足反无痛者，阴盛而无与阳忤，正衰而不与邪争也。如是者，多不可治。

木、火有相通之妙，金、水有相涵之益。故不特木能生火，而火亦生木；不特金能生水，而水亦生金。水之生金，如珠之在渊；火之生木，如花之含日。

续　记

寸口分诊脏腑定位

脾与胃合，肝与胆合，肾与膀胱合，皆足经也。其脏腑皆相依附，则其诊候亦应同在一部。如左关候肝、胆，右关候脾、胃，左尺候肾与膀胱是已。肺与大肠合，心与小肠合，心包络与三焦合，皆手经也。其脏腑不相依附，则其诊候亦不必同在一部。按《内经》云：尺外以候肾，尺里以候腹。又云：前以候前，后以候后；上竟上者，胸喉中事。是以大肠当候于右尺之里，小肠当候于左尺之里，三焦分立上、中、下三部。如此，则左心、小肠，右肺、大肠之谬，可不辨而自著矣。

古方权量

古方汤液分两，大者每剂二十余两，小有十余两，用水六七升或一斗，煮取二三升或五六升，并分三服，一日服尽，为剂似乎太重，后世学者，未敢遵式。按陈无择《三因方》云：汉铜钱质如周钱，文曰半两，则汉方当用半两钱二枚为一两。

且以术附汤方校，若用汉两计，一百八十铢，得开元钱二十二个半重，若分三服，则是今之七钱半重一服。此说最有根据。《千金》以古三两为今一两，古三升为今一升。仍病其多，不如陈说为是。

火齐汤

仓[①]公治病，恒用火齐汤，而其方不传。刘宗厚云即古方黄连解毒汤是。未知何据？按仓公用治齐郎中令之涌疝中热，不得前溲；齐王太后之风瘅热客脬，难于大小便，溺赤。则亦清寒彻热之剂也夫！

蛲瘕为病，腹大，上黄，肤粗，循之戚戚然。上黄，面黄也。盖即今人虫蛊之病，腹大、面黄而肌肤粗涩者也。

葱豉汤

《肘后》云：伤寒有数种，庸人卒不能分别，今取一药兼疗者，用葱白一虎口，豉一升，水煮顿服，汗出即愈。按本草淡豉，治伤寒时，疾热病发汗。元素云：葱茎白，通上下阳气。合而用之，故能通治数种伤寒。然其方亦有数变：一加葛根三两；一加升麻三两；若不汗，更加麻黄三两，助之散也。一加米三合，益气以出汗也。一加童便三升，汗出于阳而生于阴，火多者宜之也。深师又加乌梅十四枚，葛根半斤，兼治烦满也。《圣济总录》加人参、葳蕤、羚羊角，治劳风项强急痛，四肢烦

① 仓：原作“苍”，今据医学大成本改。

热。《千金》加栀子、黄连、黄柏、大黄各半两；一加生地、石膏各八两，生葛四两，为表里证治之别。以意斟酌，投之辄验，诚良方也。

枳实栀子豉汤

仲景治大病瘥后，劳复者，枳实栀子豉汤主之。广剂加葱白、粟米、雄鼠粪。范汪加桂枝、大黄、麻黄；又方去栀、豉，加甘草、桂心、大黄、芒硝。《千金》加石膏、鼠粪。崔氏单加鼠粪一味。《古今录验》加麻黄、大黄；一加鼠粪、大黄；一去栀、豉，加鼠粪；一加鼠粪、麻黄；一去栀子，加甘草、大黄、芒硝。许仁则又加葱白、生姜、干葛、麦冬、生地。或主表，或主里，或兼主表里，或兼养，或兼滋，或表里与滋养兼施，凡十余变，而栀豉之法尽矣。

咸寒

热淫于内，治以咸寒，《内经》之旨也。仲景疗伤寒，加芒硝于苦寒药中。文仲又加芒硝于甘寒药中，其方以生麦冬一升，生地黄一升，知母二两，生姜二两半，芒硝二两半，水煮，分五服，取利为度。由是，而咸寒之用乃广矣。

酸苦涌泄

阮河南治天行热，解毒多用苦酒、猪胆、生艾汁、苦参、青葙、葶苈之属。《外台》单用苦参一两，酒煮，并服，取吐如烊胶便愈。张文仲疗伤寒、温病等，三日以上，胸中满，用苦酒半升，猪胆一枚，和服，取吐。盖即《内经》酸苦涌泄之义。然今人之用此者罕矣。

五疰鬼气

五疰鬼气之病，或助正气以辟之，如苏合香丸之属是也；或假鬼气以引之，如死人枕、天灵盖之属是也。徐嗣伯、刘大用恒用此法，而嗣伯云：鬼气伏而不起，故令人沉滞，得死人枕，促之魂气飞越，不得攸附体，故尸疰可瘥。刘氏治妇人因人入庙，为邪鬼所凭，致精采荡越，与死人枕煎汤饮之，大泻数行而愈。则是死人之枕引鬼气，或从上越，或从下出，随其攸利，与草木气味升降浮沉，各具一体性者不同。今人亦罕有闻用之者矣。

《千金》疗尸疰方：发灰、杏仁，熬令紫色，等份，捣如泥，以猪膏和酒服，如桐子三丸，日三，神良。愚谓此治血枯经络涩闭成劳者之良方也，亦即百劳虫之意，而气味和调，可以无弊，或以桃仁易杏仁，亦得。

疟

疟之病，热气舍于营，寒气居于卫。寒居于卫，则束其营之热，不得外越；热舍于营，则阻其卫之寒，不得内乘。气相抑而适相持，是以伤寒易变，而疟病不迁也。疟邪不能自发，必得人之正气而后发，故曰卫气之所在，与邪气相合则病作。

疟邪外不在皮肤，内不在脏腑，是以汗之而不从外泄，下之而不从里出也。

风气常在，疟有时而休。常在者，其气舒；蓄而作者，其气暴，故工不能治其已发也。

疟发已而邪递浅者，其作日蚤①；发已而复伏愈深者，其作日晏②。日蚤者易已，日晏者难已。其始晏而终蚤者，邪气下行极而之上也。是以疟病欲愈，一日反二三发，其邪愈浅，辄与卫气相簿故也。

疟之为病，邪正分争，往来不已，有战之义也。治之必先助其正气，或急去其邪气。盖正旺则邪自解，邪去则正亦安也。今有人体虚患疟，不数日而作渐晏，势渐衰，神气反昏而不可救，非正虚而邪陷之故欤？

阴阳交

阴阳交之病，古有其名，而无能抉其义者。愚谓“交”非交通之谓，乃错乱之谓也。阴阳错乱，而不可复理，攻其阴则阳捍之不得入，攻其阳则阴持之不得通，故曰交者死也。郭白云所谓即是两感之病，盖从汗出而热不退处悟入。然两感究竟是阴阳齐病，而非阴阳交病，是以与先表后里，或表里并治之法，以其未尝混合为一也。

① 蚤：通“早”。

② 晏：晚、迟。

崩中下血

妇人崩中下血，多因湿热伤脾胃而致。盖脾统血，伤则失守也。医者不知其脾湿，而但与固脱之剂，血虽止而湿转郁矣。是以崩中之后，多成胀满、黄病，医多不能识此。

耳聋治肺　鼻塞治心

古云：耳聋治肺，肺主声；鼻塞治心，心主臭[①]。愚谓耳聋治肺者，自是肺经风热、痰涎闭郁之证。肺之络会于耳中，其气不通，故令耳聋，故宜治其肺，使气行则聋愈。夫声从外入，非无声也，有声而不能入也，而谓肺主声何哉？其鼻塞治心者，经云：心肺有病，而鼻为之不利。治心者，盖以利鼻，岂曰致臭哉？

噎膈、反胃之辨

噎膈、反胃，自是二病，世医每连称而并举之者，丹溪实作之俑也。丹溪曰：其槁在上，近咽之下，水饮可行，食物难入，入亦不多，名之曰噎；其槁在下，与胃为近，食虽可入，良久复出，名之曰膈，亦曰反胃。是以噎膈分上、下二病，而以反胃属之膈，殊欠分明。愚谓噎膈之所以反胃者，以食噎不下，故反而上出，若不噎则并不反矣。其反胃之病，则全不噎

① 臭：闻。通“嗅”。

食，或迟或速，自然吐出，与膈病何相干哉？二者病本不同，治法亦异，不可不辨！

泻痢不同

痢与泄泻，其病不同，其治亦异。泄泻多起寒湿，寒则宜温，湿则宜燥也；痢病多成湿热，热则宜清，湿则宜得也。虽泄泻亦有热证，然毕竟寒多于热；痢病亦有[1]寒证，然毕竟热多于寒。是以泄泻经久，必伤胃阳，而肿胀、喘满之变生；痢病经久，必损其阴，而虚烦、痿废之疾起。痢病兜涩太早，湿热流注，多成痛痹；泄泻疏利或过，中虚不复，多作脾劳。此予所亲历，非臆说也。或曰：热则清而寒则温是已，均是湿也，或从利，或从燥，何欤？曰：寒湿者，寒从湿生，故宜苦温燥其中；湿热者，湿从热化，故宜甘淡利其下。且燥性多热，利药多寒，便利则热亦自去，中温则寒与俱消。寒湿必本中虚，不可更行渗利，湿热郁多成毒，不宜益以温燥也。

温病、风温、温疫、湿温、温毒、温疟之异

温病者，冬月伏寒化热，至春而发，所谓春时阳气发，于冬时伏寒者是也。风温者，温病而兼新风，发汗已则风气去，而温气发，故身灼热也。温疫者，温气盛而成疠也。湿温者，温气而兼湿邪，湿能生温，温亦生湿也。温毒者，温气发而不

① 有：原本作“多”，据上下文当为“有”，径改。

能遽散，怫郁成毒，犹伤寒之有阳毒、阴毒也。温疟者，温病系在少阳，时作时止，乍进乍退者也。春温之症，轻重不同。旧有冬伏之寒邪，新感春时之风气，其寒从风而并于外者轻，其风从寒而并于内者重矣。并于内者治其内，毋遗其外；并于外者治其外，毋外其内。若旧伏之寒已变为热，而更感春时之风，风热相激，多成风疟。其引之而随出者轻，其发之而转陷者危矣。又有七情、饮饱、劳倦之人，复受六气风寒暑湿之邪，若内就外而甚于外者，先治其外而后调其内；若外就内而甚于内者，先治其内而后调其外。王好古云：治内兼外者，不可寒下，若寒下，则经邪陷于内矣；治外兼内者，不可热发，若热发，则益中热于外矣。又曰：外重而内轻者，先治其外，后治其内；若积寒伤冷，脉已从阴，虽有标病，不须治标，独治内也，内既得温，标病不发而自愈。何以然？发表之药不远热也。故曰：阴证治本不治表，表本俱得；治标不治本，标本俱失。

温邪之发，阴必先伤，设有当行解散者，必兼滋阴之品于其中。昔人于葱豉汤中加童便，于栀豉汤内加地黄、麦冬，亦此意也。

温毒发斑，与伤寒发斑不同。温毒之邪，从内之外；伤寒之邪，从外入内。是以温毒发斑者，邪气离里而之表，其症轻；伤寒发斑者，邪气盛于内而见于外，其症重。盛于内者，必使下泄，而后者可去，华元化所谓须要下之，不可留于胃中是也；之于外者，可从表而出之，郭白云所谓其毒久郁而发，病不在里，故不可下，必随表证治之，当用药解肌热者是也。

目赤肿痛

目赤肿痛，人知降火，而不知活血，所以多不得力，只用四物汤，内地黄用生，芍药用赤，加酒蒸大黄、赤茯苓、薄荷叶，治之甚妙，此戴复庵法。余谓目赤肿痛，人知活血，而不知治痰。脾胃壅滞，积热生痰，积痰生热，辗转相因，气冲头目，昏痛不已者，须用半夏、石菖蒲、黄芩、枳实、茯苓、陈皮，微兼菊花、白蒺藜之属治之。

口糜

王肯堂治许少薇口糜，谓非干姜不愈，卒如其言。又从子懋铻，亦患此，势甚危急，欲饮冷水，与人参、白术、干姜各二钱，茯苓、甘草各一钱，煎成冷饮，日数服，乃已。盖土温则火敛，人多不能知。此所以然者，胃虚食少，肾水之气逆而乘之，则为寒中，脾胃虚衰之火被迫上炎，作为口疮。其症饮食少思，大便不实，或手足逆冷，肚腹作痛是也。

冷劳

虚劳之人，气血枯耗，生气不荣，则内生寒冷，张鸡峰所谓冷劳者是也。宜建中、复脉、八味肾气之属，甘温辛润，具生阳化阴之能者治之。亦有邪气淹滞，经络瘀郁者，元珠所谓体虚之人，最易感于邪气，当先和解，微利微下之，次则调之。

医不知而遽行补剂，邪气不解，往往致死。是故虚劳之治，固不必专以补阴降火为事也。

热风

热风，热化为风也。患人头目昏眩痛，口鼻燥，热气出，微恶风，时时有热者是也。是虽辛凉，不能解之。孟诜云：患热风人，宜食牛乳，谓其气味甘寒，而性濡润，能使肌热除而风自息。求之草木，芦根、蔗浆、梨汁之属，性味相似，亦《内经》风淫于内，治以甘寒之旨也。

食咸头汗出

一人食咸，头汗如注，食淡则否。诊之心脉独大而搏指，因问曰：燥欲饮乎？曰：然。每晨起舌必有刺，因悟所以头汗出者，心火太盛，而水不胜之也。味咸属水，而能降火，火与水抟，火盛水微，不能胜之而反外越也。其出于头者，水本润下，而火性炎上，水为火激，反从其化也。食淡则否者，咸味涌泄为阴，淡味渗泄为阳，阳与阳从，不相激射，故得遂其渗泄之性而下行也。

杂识

《医悟》融会群经，贯穿百家，不为名言高论而义理自著，以视夸大其言而不适于用者，奚啻霄壤！

《医读》平易简要，可为中人以下说法，要非熟读群书，通晓方药者，不能为此。

《正本书》辨论古方铢量权衡，甚为详悉，以及唐宋医局官制医书、本草、汤液、脉病，并有卓见。亦好古博雅之士欤！

《韩氏十四药定经》因时和解之法，极意分晰，而眉目未清，绝无准绳，而多所裁制。逞一己之私意，乱先圣之旧章，不足为后学法也。

跋[1]

夫治病犹治国也。治国者，必审往古理乱之事迹，与正治之得失，而后斟之以时，酌之以势，而后从而因革之；治病者，必知前哲察病之机宜与治疗之方法，而后合之气体，辨之方土，而从而损益之。盖未有事不师古，而有济于今者；亦未有言之无文，而能行之远者。予自弱冠，即喜博涉医学，自轩岐以迄近代诸书，搜览之下，凡有所得，或信或疑，辄笔诸简，虽所见未广，而日月既多，卷帙遂成。昔真西山修《读书记》谓门人曰：此人君为治之门，如有用我者，执此以往。予之是集，即《西山读书记》之意也，执此以往，亦可以应变无穷矣。

饲鹤山人尤怡识

① 跋：原本无，今据朱氏刻槐庐丛书本补。

附

静香楼医案三十一条

罗氏论虚劳之证，都因邪伏、血郁而得，不独阴亏一端也。至晚寒热时减时增，其为阳陷入阴可知。滋肾生肝，最为合法，略加损益，不必更张可也。

熟地　白芍　丹皮　茯苓　怀药　柴胡　鳖甲　炙草

真阳气弱，不荣于筋则阴缩，不固于里则精出，不卫于表则汗泄，三者每相因而见。其病在三阴之枢，非后世方法可治。古方八味丸，专服、久服，当有验也。

眩晕，呕恶，胸满，小便短而数，口中干。水亏于下，风动于上，饮积于中，病非一端。

羚羊角　钩藤　半夏　小生地　天麻　竹茹　广皮　茯苓

肝阳化风，逆行脾胃之分，液聚成痰，流走肝胆之络，左体麻痹、心膈痞闷所由来也。而风、火性皆上行，故上有火升、气逆、鼻衄等症，此得之饥饱劳郁，积久而成，非一朝一夕之故矣。治法清肝之火，健脾之气，亦非旦夕可图也。

羚羊角　橘红　白术　枳实　天麻　半夏　茯苓　甘

草　麦冬

肺阴不足，肺热有余，咳则涕出，肌体恶风，是热从窍泄，而气不外护也。他脏虽有病，宜先治肺。

阿胶　杏仁　贝母　北参　兜铃　茯苓　炙草　糯米

干呛无痰，是肝气冲肺，非肺本病。仍宜治肝，兼滋肝[1]气可也。

川连　白芍　乌梅　甘草　当归　牡蛎　茯苓

络脉空隙，气必游行作痛。最虑春末夏初，地中阳气上升，血从气溢。趁此绸缪，当填精益髓。盖阴虚咳嗽，是他脏累及于肺，若治以清凉，不但病不能去，而胃伤食减，立成虚损，难为力矣。

海参　熟地　金樱膏　麋角胶　湘莲肉　北味　萸肉　怀药　茯神　芡实

即将二膏捣丸。

阴不足而阳有余，肝善逆而肺多郁。脉数，气喘，咳逆见血，胁痛。治宜滋降，更宜静养。不尔，恐其血逆不已也。

小生地　荆炭　白芍　童便　郁金　小蓟　藕汁

离经之血未净而郁于内，寒热之邪交煽而乱其气，是以腹满，呕泄，寒热，口燥。治当平其乱气，导其积血。元气虽虚，未可骤补也。

丹皮　楂炭　泽兰　赤芍　郁金　丹参　牛膝　小蓟

凡有瘀血之人，其阴已伤，其气必逆。兹以血紫黑无多，而胸中满闷，瘀犹未净也；而舌绛无苔，则阴之亏也；呕吐不

---

① 肝：疑误，当作“肺”。

已，则气之逆也。且头重、足冷，有下虚上脱之虑；恶寒、谵语，为阳弱气馁之征。此症补之不投，攻之不可，殊属棘手！

人参　茯苓　山漆　吴萸　乌梅　牡蛎　川连　郁金

少阴为阴之枢，内司启闭，虚则失其常矣。宜以法壮其枢，或通或塞，皆非其治。

熟地　杞子　菟丝　茯苓　丹皮　萸肉　怀药　沙苑

中气虚寒，得冷即泻，而又火升、齿衄等症，古人所谓胸中聚集之残火，腹内积久之沉寒。此当温补中气，俾土厚则火自敛。

人参　茯苓　白术　炙草　干姜　益智仁

肺实于上、肾虚于下、脾困于中之候也。然而实不可攻，姑治其虚；中不可燥，姑温其下。且肾为胃关，而火为土母，或有小补，未可知也。

金匮肾气丸

汗出偏沮，脉来不柔，时自歇止，肝阳有余，而胃阴不足，于是稠痰浊火，扰动于中，壅滞于外。目前虽尚安和，然古人治未病不治已病，知者见微知著，自当加意调摄为佳。

人参　川斛　南枣　半夏　茯苓　炙草　麦冬　丹皮　小麦

表虚易感风邪，里虚易作泻，上虚则眩，下虚则梦泄。宜玉屏风散。

黄芪　防风　白术　茯苓　牡蛎　炙草

脐中时有湿液腥臭，按脉素大，此少阴有湿热也。六味能除肾间湿热，宜加减治之。

六味去山药，加川柏、萆薢、车前、女贞。

下体失血之余，阴气必伤，邪乃乘虚直入阴中，挟身中之虚阳而上逆，头热、肢冷、咳呛、气冲，至夜尤甚，皆其验也。此证邪少虚多，下虚上实，不与大概时病同法。此愚一偏之见也，未识高明以为然否？

生地　白芍　茯苓　麦冬　炙草　元参

疟发而血上下溢，得之中虚，而邪复扰之也。血去既多，疟邪尚炽，中原之扰犹未已也。谁能必其血之不复来耶？谨按古法中虚血脱之症，从无独任血药之理。而疟病经久，亦必先固中气。兹拟理中一法，止血在是，止疟亦在是，惟高明裁之！

人参　於术　炮姜　炙草

心者藏之脏，心太劳则神散而心虚，心虚则肾气乘之，故恐，经所谓厥气上则恐也。是病始因心而及肾，继因肾而心益困矣。经云：心欲软，肾欲坚。心软则善下，故软之必咸；肾坚则不浮，坚之者必以苦。又云：高者抑之，散者收之。治心肾神志不收者，法必本乎此。以心为血脏，肾为精脏；欲神之守，必养其血，欲志之坚，必益其精。则甘润生阴、质量味厚之品，又足为收神志之地也。

人参　川连　怀药　天冬　熟地　茯神　五味　牡蛎　萸肉　柏仁　桂心

骤惊恐惧，手足逆冷，少腹气冲即厥，阳缩，汗出。下元素亏，收摄失司，宜乎助阳以补纳；第消渴、心悸、忽然腹中空洞，此风消肝厥，非桂、附刚剂所宜。

炒黑杞子　舶茴香　当归　桂木　紫石英　白龙骨　细辛

肝阴素亏，风温扰之，发为痉病，神昏，龂齿，瘛疭不定。法当滋养肝阴，以荣筋脉；清涤痰热，以安神明者也。若能应手，尚可无虑。

羚羊角　茯神　钩藤　川贝　真阿胶　鲜菖蒲　鲜竹沥

风热上甚，头痛不已，如鸟巢高巅，宜射而去之。

制军　犀角　川芎　细茶

此肾厥心痛，背胀映及腰中。议用许学士香茸丸。

鹿茸　杞子　沙苑　大茴香　麝香

欠咳胁痛，不能左侧。病在肝，逆在肺，得之情志，难以骤驱。治法不当求肺，而当求肝。

阿胶　白芍　茯苓　丹皮　茜草　炙草　鲍鱼汤代水

肝脏失调，侵脾则痛，侮肺则干咳。

病从内生，非外感客邪之比，是宜内和脏气，不当外夺卫气者也。但脉弱而数，形瘁色槁[①]，上热下寒，根本已漓，恐难痊愈，奈何？

当归建中汤

风气乘虚入于肾络，腰中痛，引背胁。宜寄生汤，补虚通络祛风。

生地　当归　黑豆　独活　怀药　杜仲　白蒺　炙草　桑寄生

肺之络会于耳中。肺受风火，久而不清，窍与络俱为之闭，

① 槁：原作“稿”，今据医学大成本改。

所以鼻塞不闻香臭，耳聋、耳鸣不闻音声也。兹当清通肺气。

苍耳　薄荷　桔梗　连翘　辛夷　黄芩　山栀　杏仁　甘草　木通

风热久蓄脑髓，发为鼻渊，五年不愈。此壅疾也，则宜通，不通则不治。

犀角　苍耳　黄芩　杏仁　川芎　郁金

寒热后，邪走手少阴之脉，猝然不语，肩臂牵引不舒。宜以辛通之。

菖蒲　远志　甘草　木通　当归　丹皮　丹参　茯神

脾虚生湿，气为之滞，血为之不守。此与血热经多者不同。

焦术　泽泻　白芍　陈皮　炙草　茯苓　川芎　牛角䚡灰

胎前病子肿，产后四日即大泄，泄已一笑而厥，不省人事，及厥回神清，而右胁前后痛满，至今三月余矣。形瘦，脉虚，食少，腹都满，足渐肿，小便不利。

此脾病传心，心不受邪，即传之肝，肝受病而更传之脾也。此五脏相贼，与六腑食气水血成胀者不同，所发补攻递进，而绝无一效也。姑拟泄肝和脾法治之。

台术　木瓜　广皮　椒目　茯苓　白芍